EXAMEN

DU

STRABISME

ET

DU BÉGAIEMENT,

PAR E. DEFER, DOCTEUR EN MÉDECINE.

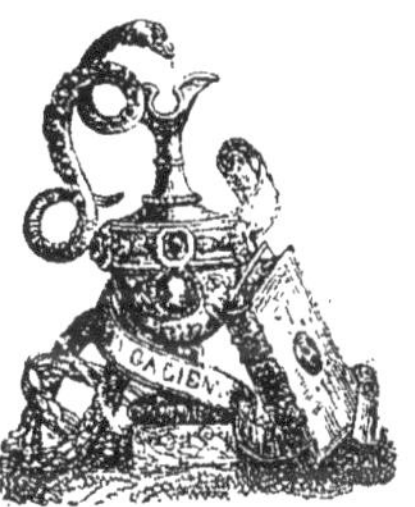

PARIS,

CHEZ LUCAS, LIBRAIRE, RUE DE L'ÉCOLE-DE-MÉDECINE, 4.

METZ,

Chez Harquel, Libraire, place Napoléon. 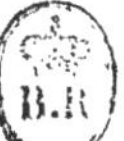 Chez Malherbe, Libraire, place de Chambre.

—

1841.

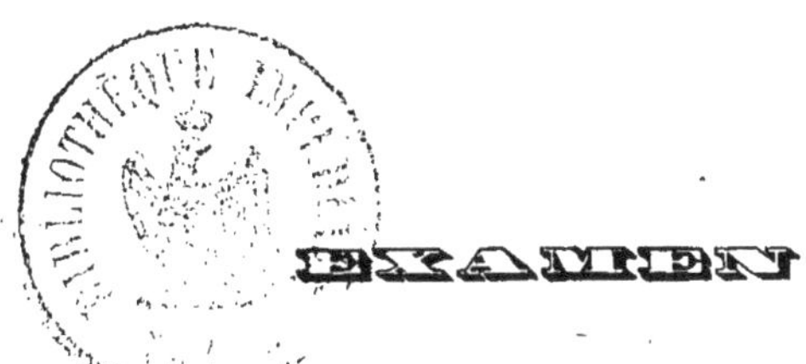

EXAMEN

DU STRABISME

ET DU BÉGAIEMENT.

EXAMEN

DU

STRABISME

ET

DU BÉGAIEMENT,

PAR E. DEFER, DOCTEUR EN MÉDECINE.

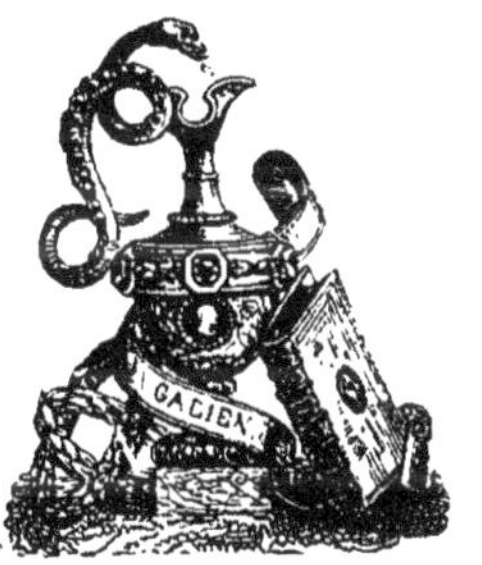

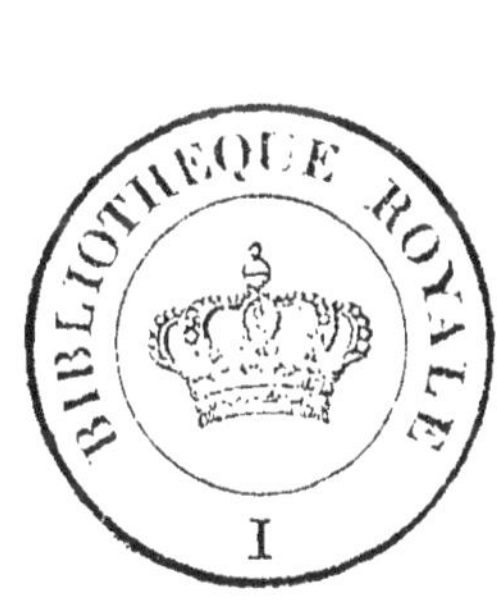

PARIS,

CHEZ LUCAS, LIBRAIRE, RUE DE L'ÉCOLE-DE-MÉDECINE, 4.

METZ,

Chez Harquel, Libraire, place Napoléon. 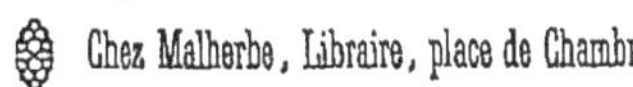 Chez Malherbe, Libraire, place de Chambre.

1841.

METZ, TYPOGRAPHIE DE DEMBOUR ET GANGEL, PLACE SAINT-LOUIS, 8.

A Monsieur

LE BARON DUFOUR,

GRAND-OFFICIER

De l'Ordre royal de la Légion-d'Honneur,

MAIRE

DE LA VILLE DE METZ.

E. DEFER.

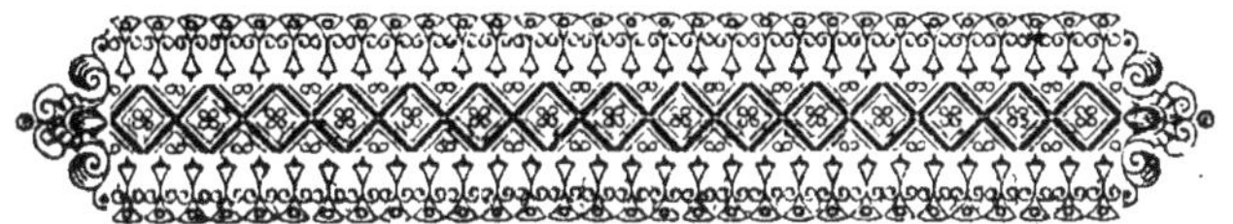

L A chirurgie vient de faire la conquête de deux opérations brillantes, par l'application de la ténotomie à la section des muscles de l'œil et de la langue dans le strabisme et le bégaiement. M. Strohmeyer, médecin allemand, fit, le premier, l'opération du strabisme, mais sur le cadavre seulement; le célèbre Dieffenbach la pratiqua ensuite sur le vivant, avec succès. M. Florent Cunier prétend l'avoir faite sur le vivant avant les deux médecins allemands, mais aucun document ne justifie

2

cette assertion. Plusieurs journaux revendiquent pour
M. Jules Guérin la priorité de cette opération qu'il aurait faite en 1857, sur le cadavre, en présence de
M. Seutin, et le mérite d'avoir le premier indiqué la possibilité d'appliquer sa méthode sous-cutanée à la section
des muscles de l'œil. M. Guérin nous a dit à nous-même
qu'il avait proposé cette opération, il y a plus de trois ans,
à un médecin distingué de Paris, affecté de strabisme et
qui a été opéré depuis peu. Toutefois, si cet habile or-
thopédiste n'a pas pratiqué le premier l'opération dont
il s'agit, nous pensons que ses études sur la ténotomie en
général, pour remédier aux difformités, ont eu une
grande influence sur l'idée de faire la section des muscles
de l'œil et de la langue.

Cette importante découverte a été accueillie avec en-
thousiasme par les amis de l'humanité et propagée avec
une rapidité étonnante. Des médecins distingués, fran-
çais ou étrangers, ont imaginé des méthodes, des procédés opératoires et des instruments spéciaux en si grand
nombre, qu'on ne sait plus auxquels donner la préfé-
rence.

Les résultats les plus satisfaisants ont été obtenus par
la section des muscles de l'œil, et déjà l'on compte
quelques cures heureuses de bégaiement. Quelques chirurgiens habiles, dominés par des idées préconçues, ou
guidés par une jalousie mal calculée, se sont permis de
nier les succès de la strabotomie; mais la multiplicité des
guérisons les a bientôt forcés de rendre hommage à la
vérité. D'autres ont franchement abordé l'opération,

mais n'ayant obtenu que des demi-succès et même des insuccès, ils se sont bien vite récriés contre la prétendue découverte. Mais comme le temps et les faits font toujours justice de l'intrigue, de la mauvaise foi et de l'erreur, la vérité n'a pas tardé à triompher dans tous les pays, notamment à Berlin, à Bruxelles et à Paris, où les louches deviennent rares.

Quant à nous, nous sommes convaincu que si l'opération n'a pas toujours eu un succès complet, c'est que la section des muscles n'a pas été entière, que tous les muscles rétractés n'ont pas été coupés, que l'œil dévié sympathiquement aura été opéré pour l'œil réellement strabique, ou bien que le strabisme n'avait pas pour cause la rétraction musculaire. Nous pensons donc qu'il existe des cas de strabisme qui, n'étant pas le résultat de la rétraction active des muscles,* ne peuvent par conséquent trouver leur guérison dans la ténotomie. Ce que nous venons de dire du strabisme est aussi applicable au bégaiement.

Aujourd'hui que chacun revendique pour soi le mérite d'avoir indiqué la possibilité de guérir le bégaiement par la section des muscles génio-glosses, il nous est bien permis de dire que nous avons proposé, il y a trois ans, à une jeune demoiselle de Metz, affectée de bégaiement par

* **M. Guérin**, dans un mémoire qu'il a lu à l'Académie des sciences, dans la séance du 26 janvier dernier, distingue deux genres fort différents de strabisme. Le premier est le strabisme *mécanique* ou *musculaire* actif qui guérit parfaitement par l'opération. Le second est le strabisme *optique* ou *musculaire* passif, contre lequel l'opération ne peut rien.

4

rétraction musculaire, de lui faire cette opération. Notre proposition accueillie avec joie, n'a pas été mise à exécution, parce que les parents ont craint de tourmenter inutilement leur enfant qui est atteinte d'une maladie grave et a en outre un double pied-bot, Nous devons ajouter que, n'étant pas certain du succès, nous n'avons pas insisté sur la nécessité de cette opération.

Ce que nous venons de dire, n'a pas pour but d'accaparer l'idée première de la psellotomie, puisque notre projet n'a pas eu d'exécution et que d'ailleurs nous n'avons consigné nulle part l'idée conçue par nous. Le mérite de l'opération revient encore à Dieffenbach; après lui MM. Philips, de Liége, Amussat et Velpeau l'ont pratiquée et ont obtenu des succès divers. M. Amussat a annoncé à l'académie royale de médecine, dans sa séance du 16 février dernier, qu'avant de savoir que M. Dieffenbach ait songé à remédier au bégaiement par une opération, il y avait lui-même été amené par les réflexions que lui avait suggérées l'opération du strabisme.

Nous avertissons le lecteur que nous n'avons pas la prétention de publier un traité complet du strabisme et du bégaiement; pour cela la science n'est pas encore assez riche de faits et d'observations; toute notre ambition est de donner une œuvre utile, en disant ce que nous avons vu et ce que nous avons appris. Nous voulons bien moins poser un jalon scientifique, quant à la ténotomie de l'œil et de la langue, qu'éclairer les personnes affectées de strabisme et de bégaiement.

L'étude que nous avons faite du strabisme et du bégaiement, et en général de toutes les difformités par rétraction musculaire, dans le sein même de la capitale et au contact des hommes spéciaux qui ont bien voulu nous faciliter les moyens d'instruction, nous a mis à même de recueillir un grand nombre d'observations que nous ne pouvions faire en province qu'avec beaucoup de temps et de labeur; en un mot, nous avons cherché à nous enrichir de la science des maîtres et de leur expérience.

Nous ne terminerons pas ces considérations, sans dire que nous voyons avec peine que l'opération du strabisme soit déjà tombée dans le domaine du charlatanisme. Presque toutes les grandes villes sont exploitées par des spéculateurs ignorants qui annoncent pompeusement, sous le manteau de la philanthropie, qu'ils possédent l'art de guérir cette difformité; comme si notre cité, par exemple, était réellement dépourvue d'hommes capables. Nous espérons que le public éclairé fera justice de ces gens-là, et que le gouvernement finira par protéger l'honneur médical.

Pour mettre un ordre convenable dans cet ouvrage, nous le diviserons en deux parties bien distinctes. Dans la première nous examinerons le strabisme, et pour plus de clarté nous la sous-diviserons en trois chapitres. Le premier sera consacré à exposer brièvement l'anatomie et la physiologie des annexes de l'œil; dans le second, nous examinerons le strabisme sous un point de vue général; enfin, dans le troisième, nous aborderons les différentes variétés de strabisme. Cette étude sera facilitée par une planche représentant la myologie de cet organe ; une autre sera consacrée à représenter les principaux instruments employés dans l'opération du strabisme. Dans la seconde partie, nous parlerons du bégaiement ; mais comme pour le strabisme nous exposerons d'abord l'anatomie et la physiologie de la langue ; et, pour faciliter cette étude, nous donnerons une troisième planche représentant les muscles de cet organe.

PREMIÈRE PARTIE

CHAPITRE PREMIER.

CONSIDÉRATIONS

ANATOMIQUES ET PHYSIOLOGIQUES.

L'OEIL, organe de la vue, de forme sphérique, est logé dans une cavité osseuse appelée orbite, qui a la figure d'une pyramide quadrangulaire, dont la base est dirigée en avant et le sommet en arrière. Les parois de cette cavité représentent quatre surfaces triangulaires réunies par leurs bords.

La paroi supérieure de l'orbite est concave. A la partie oculaire de cette voûte, on remarque deux enfoncements particuliers; l'un externe qui loge la glande lacrymale, et l'autre interne plus petit, qui répond au tendon du muscle grand oblique et dont les côtés donnent attache à la poulie de ce muscle. Le bord interne de cette paroi est uni au bord supérieur de la paroi interne qui est presque plane. Le bord externe est confondu dans ses deux tiers antérieurs avec le bord supérieur de la paroi interne qui est plane, et la paroi inférieure ou plancher de l'orbite se réunit au bord inférieur des parois interne et externe pour constituer le cône orbitaire.

D'après les recherches de M. Guérin, et M. Bonnet, de Lyon, l'œil n'est pas en contact immédiat avec le tissu cellulaire graisseux de l'orbite; il en est séparé par une capsule fibreuse dans laquelle il se meut avec facilité. Cette capsule est concave et ouverte en devant, elle s'insère sur l'extrémité antérieure du nerf optique, entoure les deux tiers postérieurs de l'œil et se termine aux paupières. Les muscles droits et grand oblique la traversent pour se rendre à l'œil et contractent avec elle des adhérences intimes.

Les muscles de la région oculaire sont au nombre de six, quatre droits et deux obliques. Ils sont unis entre eux par la membrane de Ténon, qui se trouve immédiatement appliquée sur toute la surface de la sclérotique à laquelle elle adhère seulement autour de la cornée transparente. Cette membrane se confond avec les gaines fibreuses des muscles et forme une couche intermédiaire à la sclérotique et à la conjonctive.

On distingue les quatre muscles droits par les noms de supérieur, inférieur, interne et externe. Ils naissent au sommet de l'orbite sur l'aponévrose de Zinn, se portent sur le globe oculaire, traversent la capsule fibreuse dont il a été question et se recourbent pour aller s'épanouir sur l'œil, à deux lignes environ de la cornée transparente; leur face orbitaire postérieure est séparée de l'orbite par du tissu cellulaire graisseux et est recouverte antérieurement par la conjonctive qui, de la face interne des paupières, se réfléchit sur l'œil.

Les muscles obliques se distinguent en supérieur ou grand oblique, et en inférieur ou petit oblique.

Le grand oblique s'attache au sommet de l'orbite, va de là jusqu'à l'apophyse orbitaire interne du coronal, où il donne naissance à un tendon qui s'engage dans un anneau fibro-cartilagineux et se réfléchit ensuite à angle aigu pour se porter obliquement en bas, en dehors et en arrière entre le muscle droit supérieur et le globe de l'œil, puis il dégénère en une aponévrose qui descend sur la partie postérieure et externe de l'œil, et va se confondre avec la sclérotique.

Le petit oblique est situé à la partie antérieure et inférieure de l'orbite; il s'insère par des fibres aponévrotiques à la partie antérieure et interne de la portion orbitaire de l'os maxillaire supérieur, se porte en haut, en arrière et en dehors au-dessous du globe de l'œil, en passant sous le droit interne pour aller s'épanouir sur la sclérotique.

Les nerfs qui président aux muscles de l'œil sont : le moteur oculaire commun qui se distribue aux muscles droits, supérieur, interne, inférieur et petit oblique; le pathétique qui se rend au muscle grand oblique, et le moteur oculaire externe qui va au muscle droit interne.

L'œil est très-mobile, ce sont ses muscles qui lui impriment les mouvements variés dont il jouit. Les quatre muscles droits l'élèvent où l'abaissent, l'éloignent ou l'approchent de la ligne médiane. Ils ont en outre des actions antagonistes, le supérieur avec l'inférieur, l'externe avec l'interne. Mais ce mouvement d'antagonisme, qui existe pour les muscles d'un même œil, peut être composé; ainsi par exemple : que l'on regarde avec les deux yeux un objet situé à gauche, dans ce mouvement l'abducteur de l'œil gauche se contracte, ainsi que l'adducteur de l'œil droit, tandis que l'adducteur gauche et l'abducteur droit sont dans le relâchement; non-seulement les deux muscles opposés du même œil sont dans un état inverse, mais les muscles d'un œil sont en antagonisme avec ceux de l'autre œil. Ces différentes combinaisons de mouvements ne viennent-elles pas de la source différente des nerfs qui se rendent aux muscles. Quant aux muscles obliques ils font exécuter à l'œil un mouvement de rotation; le grand oblique en haut et en dedans, le petit oblique en bas et en dedans. Cette richesse de mouvement qui favorise la vision, est en même temps très-utile à l'expression des sentiments de l'âme. La contraction simultanée de tous ces muscles raccourcit le diamètre antero-postérieur de l'œil, ce qui modifie l'ouverture pupillaire et fait varier la portée de la vue. D'après M. Jacobson, le cristallin est porté soit en avant soit en arrière, selon que les objets sont proches ou éloignés.

Nous ne nous étendrons pas davantage sur l'anatomie et la physiologie des organes accessoires de l'œil, nous croyons en avoir dit assez pour passer à l'étude du strabisme.

EXPLICATION

De la Planche première.

———◆———

Figure Ire. — Le globe de l'œil droit est isolé de l'orbite, afin de bien faire voir la disposition des muscles de l'œil et leurs rapports entre eux. Le muscle droit externe est coupé à ses deux insertions.

N° 1. Globe de l'œil. 2. Cornée transparente. 3. Nerf optique. 4. Muscle droit supérieur. 5. Muscle droit inférieur. 6. Muscle droit interne vu en arrière du nerf optique. 7. Attache antérieure du muscle droit externe coupé. 8 et 9. Attaches de la partie postérieure du même muscle. 10. Muscle grand oblique. 11. Portion de l'os coronal avec la poulie cartilagineuse du muscle précédent. 12. Muscle petit oblique. 15. Portion de l'os maxillaire supérieur à laquelle se fixe le muscle précédent.

Figure II. Même préparation vue dans l'orbite dont la partie externe est enlevée, seulement le muscle droit externe n'est point coupé comme dans la figure première.

N° 1. Globe de l'œil. 2. Cornée transparente. 5. Muscle élévateur de la paupière supérieure. 4. Partie postérieure du muscle grand oblique. 5. Poulie du muscle précédent. 6. Partie antérieure du même muscle, qui se réfléchit pour aller s'épanouir sur le globe oculaire. 7. Muscle droit supérieur. 8. Muscle droit externe. 9. Muscle droit inférieur. 10. Attaches postérieures des muscles précédents. 11. Muscle petit oblique s'insérant sur l'os maxillaire supérieur. 12. Même muscle s'épanouissant sur le globe de l'œil.

Figure III. Coupe de la tête du côté droit, préparée de manière à bien faire voir les deux muscles obliques.

N° 1. Coupe du crâne. 2. Intérieur du crâne. 3. Os temporal. 4. Os de la pommette. 5. Os maxillaire supérieur. 6. Branche ascendante de l'os maxillaire inférieur. 7. Cartilages du nez. 8. Os propres du nez. 9. Os coronal. 10, 10, 10. Contour de la partie antérieure ou base de l'orbite. 11. Globe de l'œil. 12. Cornée transparente. 13. Pupille. 14, 15, 16, 17. Insertions des muscles droits, supérieur, inférieur, interne et externe de l'œil. 18. Muscle grand oblique s'insérant sur le globe oculaire. 19. Poulie du muscle précédent. 20. Partie postérieure du même muscle. 21. Insertion du muscle petit oblique sur l'os maxillaire supérieur. 22. Insertion du même muscle sur le globe de l'œil.

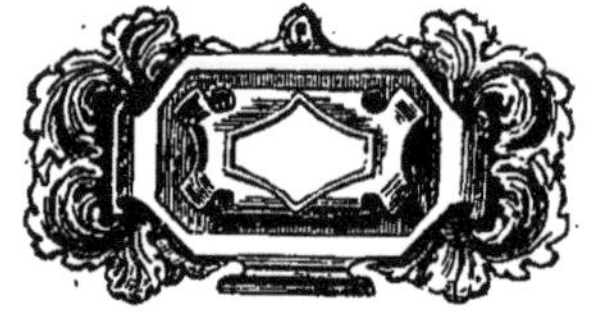

CHAPITRE DEUXIÈME.

DU STRABISME EN GÉNÉRAL.

L E strabisme, de στραϐός, louche, στρεφω, je tourne, est un défaut de parallélisme des axes visuels. Cette difformité est simple ou double. Lorsqu'elle est simple, l'œil dévié peut toujours être dirigé vers un objet, pourvu que l'œil sain soit ouvert. Mais les deux yeux ne peuvent jamais être dirigés en même temps sur un même point, que le strabisme soit simple ou double. Quand la différence de direction n'est pas trop considérable, les deux yeux peuvent être dirigés à la fois sur le même objet, mais non sur un même point de cet objet. Cette diplopie disparaît ordinairement lorsque la maladie a duré quelque temps. Nous connaissons une personne qui est affectée de

strabisme et qui voit toujours double. Nous en connaissons une autre chez laquelle la diplopie est intermittente.

Les anciens attribuaient le strabisme à des causes très-
diverses ; les uns le faisaient résulter d'un vice de la cornée
transparente ; les autres d'un défaut du cristallin ou de son
déplacement ; d'autres enfin, d'une position vicieuse de
l'enfant dans son berceau, par rapport à la lumière. Buffon
prétend qu'il est dû à un défaut d'ensemble dans la puis-
sance visuelle des yeux. Ravaz le fait résider dans un chan-
gement de position du cristallin, par rapport à l'ouverture
pupillaire. Dans ces derniers temps, quelques physiolo-
gistes prétendaient que le strabisme provenait de la paralysie d'un ou de plusieurs muscles de l'œil ; d'autres, qu'il
était dû à un trouble dans l'équilibre de l'action motrice des
globes oculaires ; d'autres enfin le rapportaient à une
infinité de causes si différentes et tellement nombreuses,
qu'il serait par trop long de les énumérer.

Aujourd'hui, l'étiologie du strabisme est mieux connue. Nous savons que cet état morbide est causé le plus
souvent par la rétraction d'un ou de plusieurs muscles de
l'œil. Cette rétraction est ordinairement déterminée par des
convulsions qui surviennent dans le jeune âge, pendant le
travail de la dentition. Plus rarement le strabisme est
causé par des affections nerveuses, telles que l'hystérie,
l'épilepsie, la chorée, etc., ou par la présence de vers
dans le tube digestif. Il est quelquefois le résultat de la
paralysie d'un ou de plusieurs muscles de l'œil, ou de
l'imitation, etc.

Le strabisme est idiopathique ou symptomatique, congénital ou acquis, quelquefois héréditaire.

Le strabisme idiopathique est indépendant de la lésion d'un autre organe ; il est causé par la souffrance des organes moteurs de l'œil.

Le strabisme symptomatique survient à la suite des maladies nerveuses ou vermineuses, de l'apoplexie, de l'hémiplégie, de maladies organiques du cerveau ou de l'orbite; ou bien il est le résultat d'une cause traumatique. Il affecte quelquefois la forme intermittente. Nous connaissons un enfant qui louche des deux yeux pendant vingt-quatre heures, et dont la vue est normale pendant les vingt-quatre heures suivantes.

Quelquefois le strabisme est congénital ; alors il est difficile de lui assigner une cause quelconque, mais le plus souvent il est acquis et survient sous l'influence de causes diverses.

Nous avons dit que le strabisme était héréditaire. En effet, nous connaissons plusieurs familles dont presque tous les membres sont louches de naissance. Nous nous contentons d'énoncer ce fait sans chercher à l'expliquer.

Le strabisme est simple ou double. Lorsqu'il est double, souvent l'un des deux yeux n'est affecté que sympathiquement. Buffon prétend que les deux yeux ne peuvent être affectés à la fois de strabisme, et il assure s'en être convaincu par l'observation ; mais cette assertion du grand naturaliste est infirmée par un grand nombre de faits bien positifs. Comment d'ailleurs faire jouer un rôle à la sympathie, lorsque dans le strabisme horrible, un œil est dévié en bas et l'autre en haut.

On a remarqué que le strabisme droit était plus fréquent que le gauche ; selon M. Philips, la raison de ce fait tient au développement musculaire plus fort du côté droit que du côté gauche. Les autres difformités par rétraction musculaire, telles que le pied-bot, le torticolis, sont aussi plus fréquentes du côté droit que du gauche.

La vue double est plus rare chez les personnes affectées de strabisme double que chez celles qui ne louchent qué d'un œil.

Quand la déviation est forte, les personnes louches des deux yeux ne se servent ordinairement que d'un œil pour voir les objets éloignés; au contraire, elles mettent les deux yeux en action pour voir les objets rapprochés, et, dans ce dernier cas, la vue n'est pas double; elle ne l'est qu'à une distance donnée au delà de laquelle un des deux yeux ne perçoit plus ou très-peu.

Rien n'est plus facile que de reconnaître l'existence du strabisme, mais il ne l'est pas autant de savoir quel est le muscle rétracté ou s'il y en a plusieurs, lorsque la déviation n'est pas directement en haut ou en bas, en dedans ou en dehors. Il est également très-difficile, quand le strabisme est double, de savoir si les deux yeux sont réellement louches, ou si l'un des deux ne l'est que sympathiquement. Ordinairement l'œil louche par sympathie est moins dévié que l'autre, il peut rester plus longtemps dans le sens de la déviation, et si l'on ferme l'œil malade, il reprend ordinairement sa direction normale.

Mais ce n'est pas tout pour le chirurgien que de savoir reconnaître le strabisme et ses variétés, il faut encore qu'il en apprécie la nature, qu'il sache si l'opération est nécessaire ou s'il faut avoir recours à d'autres moyens curatifs et si la guérison est possible. Pour émettre un bon pronostic, il faut avoir beaucoup étudié et réfléchi longtemps, il faut avoir vu un grand nombre de strabismes. On comprend, en effet, qu'il ne peut être indifférent de savoir si le strabisme est essentiel ou symptomatique, s'il est le résultat d'une cause traumatique ou d'accidents cérébraux. Il est évident que pour tous ces cas le résultat de l'opération ne peut être le même.

Le pronostic doit être subordonné aux causes de la maladie, à son intensité, à sa durée. En général, le strabisme est d'autant plus difficile à guérir, qu'il est plus développé, qu'il est plus ancien et que le sujet est plus âgé; au contraire il est plus facile de le guérir à son début et lorsque le sujet est jeune. Il disparaît quelquefois, dans le jeune âge, sans l'intervention de l'art, à mesure que le corps se développe et que les causes qui l'ont produit disparaissent. Mais lorsque les agents thérapeutiques ordinaires sont impuissants, le chirurgien a à sa disposition un moyen qui manque rarement de réussir, nous voulons parler de la section des muscles; mais nous devons dire de suite que le strabisme n'est pas toujours susceptible de guérison par la strabotomie, aussi est-il important de bien connaître sa nature avant d'en venir à cette opération. Toutefois, hâtons-nous de rassurer les personnes affectées de cette maladie, car elle guérit dans la généralité des cas par la section des muscles; il n'y a guère que le strabisme symptomatique qui ne doit pas être opéré.

Lorsque le strabisme est double, doit-on opérer les deux yeux en même temps? Si les deux yeux sont déviés dans des sens différents, il faut les opérer tous deux en même temps; mais s'ils le sont dans le même sens, il s'agit de savoir si le strabisme est réellement double ou si l'un des deux yeux est louche par sympathie. Dans le premier cas, il faut les opérer tous deux, mais dans le second il ne faut opérer que l'œil réellement strabique; car l'autre reprend sa position presque normale immédiatement après l'opération, ou quelques jours après, puis il guérit tout à fait. Il est des chirurgiens qui, sans s'informer si le strabisme en apparence double l'est réellement, opèrent les deux yeux à la fois. Nous pensons que cette pratique est vicieuse et irrationnelle.

De tout temps on a cherché à guérir le strabisme par des moyens qui sont presque tous tombés dans l'oubli, à cause de leurs résultats insignifiants. Ainsi on employait des masques, des demi-sphères, des lunettes, des mouches de taffetas gommé sur l'extrémité du nez, des entonnoirs, des visières, etc., selon que le strabisme était simple ou double, convergent ou divergent, etc. Ajoutons que l'ignorance à peu près complète des médecins sur les causes et la nature du strabisme, leur faisait rarement obtenir des cures radicales.

Le traitement doit être établi d'après les causes qui ont produit le strabisme; ainsi s'il est symptomatique d'une autre affection telle que la présence de vers dans le tube intestinal ou d'une affection nerveuse, il faut avoir recours aux moyens préconisés contre ces maladies, et alors il disparaît en général avec la cause qui l'a produit, excepté dans le cas de vice organique du cerveau; mais s'il est essentiel, ou s'il persiste après la guérison de la maladie primitive, il faut avoir recours à la section des muscles qui s'opposent à la restitution de la forme normale de l'œil.

Il est peu d'opérations chirurgicales pour lesquelles on ait imaginé autant de procédés opératoires et d'instruments différents. Il serait difficile et trop long de les décrire tous, aussi nous bornerons-nous à désigner ceux qui sont mis en usage par des chirurgiens distingués. Mais auparavant il est nécessaire d'indiquer sommairement les positions respectives de l'opérateur, des aides et de la personne à opérer, ainsi que le manuel opératoire.

Certains chirurgiens placent le sujet de l'opération sur une chaise assez élevée et en face d'une croisée; d'autres préfèrent qu'il soit étendu sur une table. Un aide relève la paupière supérieure au moyen de l'élévateur ; un autre se met à genoux devant l'opéré, et abaisse la paupière inférieure, pour ne pas gêner l'opérateur. Cela fait, le chirurgien enfonce une petite érigne simple ou double dans la conjonctive et même dans la sclérotique, à trois lignes environ de la cornée transparente et dans le sens de la direction du muscle rétracté. L'œil est attiré dans le sens inverse de la déviation et l'érigne est confiée à un troisième aide. L'opérateur implante une autre érigne à trois ou quatre lignes de l'autre et dans le sens opposé. De cette traction en sens opposés des érignes, il en résulte un soulèvement de la muqueuse. Le chirurgien l'incise soit avec un petit ténotome *ad hoc* ou avec des ciseaux recourbés, puis il agrandit l'incision ; il va ensuite à la recherche du muscle avec un petit crochet qu'il fait passer entre le globe de l'œil et le muscle, soulève ce dernier, puis en fait la section soit avec des ciseaux, soit avec un ténotome. Il est des chirurgiens qui font la section du muscle à son insertion scléroticale ; d'autres la pratiquent à deux ou trois lignes en arrière, et font la résection de la portion qui tient à la sclérotique. Quelques opérateurs réséquent ensuite la muqueuse, d'autres la laissent intacte. Cela fait, les aides retirent les instruments dont nous avons parlé, et l'opération est faite.

Immédiatement après la section du muscle rétracté, l'œil dévié se remet dans sa position normale et le malade peut mouvoir plus facilement le globe de l'œil. Certains chirurgiens prétendent qu'il ne peut se diriger du côté du muscle coupé, mais cette assertion n'est pas fondée ; l'œil se meut souvent de ce côté aussitôt après l'opération, et cela grâce aux adhérences des muscles de l'œil à la membrane de Ténon et à celle découverte par MM. Guérin et Bonnet.

Le traitement consécutif à l'opération est simple. On fait des fomentations fréquentes d'eau froide, d'eau salée, d'eau de Goulard, dans le but de hâter la résolution de l'ecchymose conjonctivale qui survient presque toujours après l'opération. S'il survient de l'inflammation, il faut la combattre de suite par des sangsues ou la saignée. Il est quelquefois nécessaire de recourir aux purgatifs quand l'inflammation dure quelque temps. Quelques chirurgiens, pour mettre l'œil à l'abri de toute espèce d'excitation, ferment les paupières aussitôt après l'opération, au moyen d'une petite bandelette d'emplâtre agglutinatif.

Nous devons ajouter que quelques praticiens font porter aux opérés des lunettes dont la partie correspondante à la déviation de l'œil, est complétement mate, afin de forcer l'œil à chercher la lumière en sens inverse de sa déviation. Le point le plus important, selon nous, est de faire exécuter à l'œil des mouvements en sens opposés à celui du strabisme, et cela à partir de l'opération, afin d'éviter le retour de la difformité.

Quelques jours après l'opération, il se forme quelquefois des bourgeons muqueux dans le lieu même de l'opération; il faut les enlever sans aucun retard. L'opérateur accroche l'œil avec une érigne, l'attire à lui de manière à bien mettre le bourgeon à découvert, puis il l'incise. Quelquefois le bourgeon renaît, il faut alors le réséquer de nouveau. Quelques chirurgiens se contentent de le cautériser avec du nitrate d'argent, mais cette manière de faire est mauvaise et fait plus souffrir le malade que l'incision.

Qu'arrive-t-il au muscle lorsqu'il est coupé? Il est tout naturel de penser qu'il se rétracte. Mais ce qui est positif, c'est que son extrémité antérieure prend une insertion nouvelle sur le globe de l'œil, à quelques lignes en arrière de son insertion normale. Nous avons fait la section de plusieurs muscles sur différents animaux; au bout de huit jours l'insertion avait déjà lieu, mais elle n'était pas solide. M. Boyer paraît avoir fait cette expérience avant nous, les résultats qu'il a obtenus sont absolument les mêmes.

Avant de passer à la description des différents procédés mis en usage par des chirurgiens distingués, nous pensons qu'il est nécessaire d'indiquer les instruments que l'on emploie généralement dans la section des muscles.

Pour faire une opération de strabisme, on a ordinairement à sa disposition les instruments suivants : Un élévateur pour la paupière supérieure, et un abaisseur pour la paupière inférieure. Depuis la découverte de la strabotomie, on les a modifiés de mille manières. M. Charrière a confectionné une pince dilatatoire destinée à les remplacer.

Une érigne simple et une double.

Des ciseaux courbés sur le tranchant, et, selon certains chirurgiens, courbés sur le plat; mais nous préférons les premiers parce qu'on les engage avec facilité entre le globe de l'œil et le muscle à diviser.

Enfin un crochet mousse pour soulever le muscle.

Procédé de M. Strohmeyer.

Comme nous l'avons dit, M. Strohmeyer n'a opéré que sur le cadavre. Il n'écartait pas les paupières comme quelques-uns le prétendent, mais il en aurait peut-être reconnu l'absolue nécessité s'il eut opéré sur le vivant.

Il attirait ensuite l'œil dans le sens opposé à sa déviation avec une petite érigne implantée dans la conjonctive oculaire, puis il confiait cette érigne à un aide. La conjonctive étant soulevée au moyen d'une pince, il la divisait avec un couteau à cataracte. Lorsque le muscle rétracté était à découvert, il engageait dessous un petit stilet fin et non une petite spatule, soulevait le muscle, puis le coupait avec des ciseaux ou le couteau qui avait servi à ouvrir la conjonctive.

Comme on le voit, M. Strohmeyer ne précise pas l'endroit où il convient de pratiquer la section du muscle, ce qui est cependant très-important.

Procédé de M. Dieffenbach.

Le malade est assis sur une chaise en face d'une fenêtre ; l'opérateur se place sur une autre, mais plus élevée, au-devant de lui, et un peu de côté, afin de laisser arriver la lumière. Un aide se tient derrière le sujet de l'opération pour maintenir sa tête. Le chirurgien place l'élévateur entre le globe de l'œil et la paupière supérieure, la relève, et confie l'instrument à l'aide qui soutient la tête. Il en fait autant de l'abaisseur pour la paupière inférieure et le confie à un autre aide. Il ordonne au malade de porter l'œil dans le sens opposé à sa déviation, puis il implante un petit crochet double dans la conjonctive, à quatre lignes environ de la cornée transparente, lequel est destiné à attirer l'œil contrairement à sa déviation.

Cet instrument est confié à l'aide qui tient déjà l'élévateur d'une main. Il implante ensuite un autre crochet dans le sens contraire, à deux lignes de l'autre et toujours dans le sens de la rétraction du muscle. La conjonctive tiraillée en sens opposés par ces deux crochets, forme un pli que l'opérateur coupe avec des ciseaux courbes ; il agrandit l'incision, puis lorsque le muscle est à découvert, il engage le crochet mousse entre le globe de l'œil et le muscle, et coupe celui-ci avec les mêmes ciseaux qui ont servi à diviser la conjonctive.

Procédé de M. Guérin.

Au lieu de faire asseoir son malade, M. Guérin le fait coucher sur une table, puis il place par-dessus les paupières l'élévateur et l'abaisseur qu'il confie à des aides; il ordonne ensuite au sujet de l'opération de porter l'œil dans le sens opposé à la déviation, implante une érigne à deux ou trois lignes de la cornée transparente; mais comme cette érigne pourrait ne pas être implantée solidement, aussi vite il la remplace par une autre, puis la confie à un aide; il en implante une seconde dans le sens contraire, ensuite il fait une ponction avec un petit bistouri en forme de fer de lance et recourbé sur le plat; la partie convexe de l'instrument étant tournée du côté du globe oculaire afin de ne pas blesser l'œil quand il va à la recherche du muscle; il soulève celui-ci avec un crochet mousse, puis il le divise avec des ciseaux. Comme on le voit, la méthode sous-conjonctivale de M. Guérin est une extension de sa méthode sous-cutanée pour la section des tendons en général. Selon lui, elle empêche l'inflammation consécutive à l'opération du strabisme.

Procédé de M. Baudens.

M. Baudens fait asseoir son malade, sans s'asseoir lui-même. Après avoir placé l'élévateur et l'abaisseur qu'il confie, le premier à un aide placé derrière le malade, et l'autre à un second aide agenouillé devant, il implante une érigne double, comme les autres opérateurs ; soulevant ensuite la muqueuse, il l'incise largement avec un petit bistouri fortement courbé sur le tranchant, et met à découvert le muscle dont il fait la section avec le même bistouri. Il réséque ensuite les lambeaux de la conjonctive afin de ne pas gêner les mouvevements de l'œil. Nous l'avons vu inciser la conjonctive et couper le muscle en un seul temps avec beaucoup d'habileté.

Procédé de M. Philips.

M. Philips met son malade sur une chaise, comme M. Baudens ; il place l'élévateur et fait abaisser la paupière inférieure avec une large érigne double. Il enfonce ensuite un petit crochet dans la conjonctive, attire l'œil dans le sens opposé à sa rétraction et place un autre crochet dans le sens contraire. Il se forme entre les deux érignes un soulèvement de la muqueuse qu'il incise avec un petit bistouri, puis il agrandit l'incision avec des ciseaux recourbés et va à la recherche du muscle. Lorsque celui-ci est à nu, il place entre lui et le globe oculaire une curette afin de le détacher de toute espèce de brides, puis il le coupe.

Nous pourrions décrire un plus grand nombre de procédés, mais outre que ce serait par trop long, ce serait inutile, attendu que tous les procédés, selon nous, sont bons quand l'opération se fait vite, et qu'ils n'entraînent pas avec eux d'inconvénients graves.

4

Nous dirons toutefois que tous les instruments imaginés pour faire la section des muscles de l'œil, nous paraissent hors d'œuvre. On peut d'emblée saisir la conjonctive oculaire avec de petites pinces recourbées et attirer l'œil dans le sens contraire à sa déviation, puis en imprimant un mouvement de torsion à la pince, on fait faire un pli à la conjonctive. On incise ce pli avec des ciseaux courbes sur le tranchant, on engage ensuite la branche inférieure des ciseaux sous le muscle, puis on en fait la section. Par ce procédé on n'a pas besoin d'aides nombreux et intelligents, car il ne faut qu'une seule personne pour relever et abaisser les paupières.

Nous allons maintenant passer à l'examen des différentes variétés de strabisme.

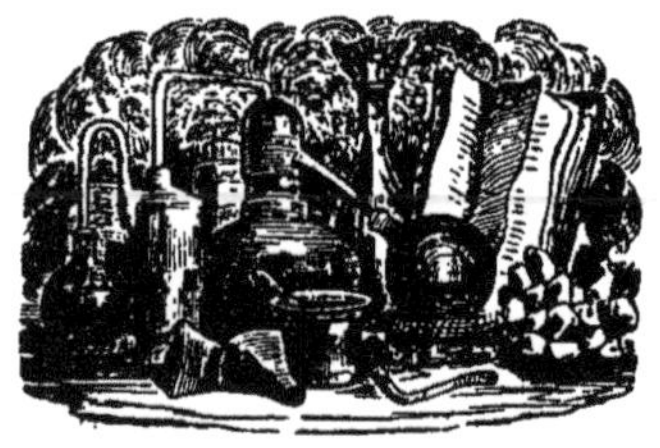

CHAPITRE TROISIÈME.

DES DIFFÉRENTES VARIÉTÉS DE STRABISME.

DU STRABISME CONVERGENT.

(STRÉPHENDOSTRABIE.)

LE strabisme convergent *(strabismus convergens)*, con--
siste dans un trop grand rapprochement des axes visuels
des deux yeux, que le strabisme soit simple ou qu'il soit
double. Cette variété de strabisme est la plus commune de
toutes et le plus souvent accompagnée de myopie. D'après
M. Rognetta, la cause de ce fait est inhérente à la disposition de l'orbite et à la direction spéciale des muscles
droits internes, qui sont plus courts et mieux disposés pour
attirer les yeux en dedans. Cette explication, qui est très-
ingénieuse, repose sur un fait anatomique que M. Rognetta
n'a dû reconnaître qu'avec beaucoup de peine. Selon

M. Philips, la cause du grand nombre de strabismes en dedans réside dans les nerfs et les muscles de l'œil. En effet, le nerf moteur oculaire commun se rend aux muscles droit interne et petit oblique, et le nerf pathétique au grand oblique ; de plus ces trois muscles concourent ensemble à attirer l'œil en dedans ; tandis qu'un seul muscle, le droit externe, qui reçoit le nerf moteur oculaire externe, agit sans le concours d'aucun autre pour attirer l'œil en dehors. Comme on le voit, la cause du strabisme convergent est complexe, tandis qu'elle est simple dans le strabisme divergent.

D'après le mode d'agir du muscle droit interne et des deux obliques, il est tout naturel de penser que le strabisme convergent peut avoir lieu dans trois sens, directement en dedans, en dedans et en haut, en dedans et en bas. Ainsi donc, si le strabisme a lieu directement en dedans, il faut diviser le muscle droit interne. Mais s'il a lieu en dedans et en haut, il faut d'abord diviser le muscle grand oblique, et si l'œil ne reprend pas de suite sa direction normale, il faut, sans désemparer, en faire autant du muscle droit interne. De même, si la déviation a lieu en dedans et en bas, il faut commencer par faire la section du petit oblique, et si le globe oculaire ne revient pas à l'état normal, il faut couper le muscle droit interne. Nous ne sommes pas de l'avis des chirurgiens qui coupent les deux muscles en même temps, ou qui commencent par diviser le muscle droit interne avant l'un des deux obliques. Nous pensons que notre manière de faire est plus rationnelle, elle est du moins conséquente avec les principes physiologiques énoncés plus haut, et n'expose pas le malade à subir une double opération qui peut n'être pas nécessaire.

Les deux sous-variétés de strabisme que nous venons d'étudier, peuvent-elles être produites par la contraction simultanée du droit interne et du droit supérieur, ou du droit interne et du droit inférieur, comme le prétend M. Gairal? C'est une question à résoudre. Mais si le strabisme divergent a lieu en dehors et en haut, en dehors et en bas (comme on le voit quelquefois), sous l'influence d'une rétraction musculaire composée, il est naturel de penser qu'il doit en être de même pour le strabisme convergent.

Le strabisme convergent est simple ou double. Le convergent droit est plus fréquent que le convergent gauche. A quoi faut-il attribuer cette prédominence du strabisme convergent droit sur le gauche? C'est encore une question à résoudre. Selon M. Philips, ce fait s'explique par le développement musculaire plus fort du côté droit que du côté gauche. Cette prédominence du côté droit sur le gauche, dans le strabisme, a lieu également pour les autres difformités par rétraction musculaire : ainsi le pied-bot, le torticolis sont plus nombreux du côté droit que du côté gauche.

Dans le strabisme convergent double, il est rare que les deux yeux soient déviés également; le plus souvent le côté gauche est moins dévié que le droit.

Lorsque l'on examine une personne atteinte d'un strabisme double convergent, au premier abord il paraît impossible de déterminer si elle est réellement louche des deux yeux; mais, on parvient bien vite à un diagnostic à peu près certain, en faisant l'expérience que nous avons indiquée plus haut.

OPÉRATION. — Après avoir fait coucher ou asseoir le malade en face de la lumière, l'opérateur place l'élévateur et l'abaisseur qu'il confie à des aides. Les paupières étant bien séparées, il ordonne au malade de porter l'œil en dehors ; alors, la main droite armée d'une érigne simple ou double, si c'est l'œil gauche qu'il opère, *et vice versâ*, il accroche la muqueuse oculaire à trois ou quatre lignes de la cornée transparente, et confie l'érigne à un troisième aide qui est chargé de maintenir l'œil dans l'abduction. Cela fait, il saisit la conjonctive soit avec des pinces, soit avec une érigne, la soulève et l'incise perpendiculairement au muscle droit interne, soit avec un ténotome, soit avec des ciseaux. Lorsque le muscle est bien à découvert, il quitte les premiers instruments pour prendre un petit crochet recourbé qu'il engage entre le globe oculaire et le muscle. Il soulève ensuite ce dernier et le divise soit avec des ciseaux, soit avec un ténotome. L'aide retire l'érigne et l'opération est terminée.

Mais si l'on a à opérer une des deux sous-variétés du strabisme convergent, il faut alors faire la section des muscles obliques. S'il s'agit de couper le muscle grand oblique, on le trouve en dedans et à côté de l'attache oculaire du muscle droit supérieur. Si l'on veut au contraire faire la section du petit oblique, il faut aller le chercher entre les attaches oculaires des droits externe et inférieur, ou près de la gouttière lacrymale.

STRABISME DIVERGENT.

(STREPHEXOSTRABIE.)

Le strabisme divergent *(strabismus divergens)*, consiste dans la déviation du globe oculaire en dehors. Il est simple ou double et est moins fréquent que le convergent. Cette variété de strabisme peut exister directement en dehors, ou bien en dehors et en haut, et enfin en dehors et en bas. Dans le strabisme divergent direct, le muscle droit externe seul est rétracté ; mais dans les deux sous-variétés, il est tout naturel de penser que deux muscles sont rétractés en même temps, le droit externe et le droit supérieur pour le divergent en haut, et le droit externe et le droit inférieur pour le divergent en bas. Dans ces deux derniers cas, il faut d'abord diviser le muscle droit externe, et si l'œil ne reprend pas sa position, il faut diviser les muscles droits, supérieur ou inférieur, selon que le strabisme est divergent en haut ou en bas.

Lorsque la section du muscle droit externe est faite, le strabisme divergent est quelquefois changé en convergent, ce qui rend quelquefois nécessaire la section du muscle droit interne, qu'il ne faut faire cependant qu'après que le muscle droit externe s'est fait de nouvelles attaches. Il est plus difficile de faire l'opération du strabisme divergent que celle du convergent, parce que le tendon du muscle droit externe n'est pas facile à trouver à cause de son aspect nacré, et parce qu'il est assez aplati contre le globe oculaire. Lorsque l'on veut faire la section de ce muscle, il faut la pratiquer à l'union de son tiers anté--

térieur avec les deux tiers postérieurs et réséquer la partie antérieure, parce que les deux portions du muscle ont une grande tendance à se réunir, ce qui pourrait reproduire la difformité première. Les bourgeons charnus que l'on voit survenir ordinairement à la suite de l'opération du strabisme en dedans, sont rares après celle du strabisme divergent.

Opération. — Le malade étant placé, comme nous l'avons dit plus haut, et les paupières séparées, l'opérateur tient l'érigne de la main droite s'il opère l'œil droit, et de la gauche si c'est l'œil gauche. Il ordonne au malade de porter l'œil en dedans, alors il accroche la muqueuse et confie l'érigne à un aide, puis il se comporte comme pour l'opération du strabisme convergent.

DU STRABISME EN HAUT.

(STRÉPHANOSTRADIE.)

Cette troisième variété du strabisme consiste dans la déviation de l'œil en haut. Le globe oculaire est porté en haut et à moitié caché par la paupière supérieure. La personne affectée de cette déviation est obligée de baisser la tête pour voir les objets qui sont situés devant elle.

Le strabisme en haut est rare; il est produit par la rétraction du muscle droit inférieur, il est simple ou double. L'opération est moins facile à exécuter que celle des deux autres variétés, parce que la paupière supérieure retombe et cache le muscle droit supérieur. Après avoir tout disposé, le chirurgien fait porter l'œil en bas et se comporte comme pour les autres variétés du strabisme.

DU STRABISME EN BAS.

(STRÉPHOCATOSTRABIE.)

Il nous reste à étudier une dernière variété de strabisme, celle dans laquelle le globe de l'œil est porté en bas et caché par la paupière inférieure. La personne atteinte du strabisme en bas est forcée de lever la tête pour voir les objets qui sont devant elle. Cette difformité est produite par la rétraction du muscle droit inférieur ; elle est aussi plus difficile à opérer que les deux premières variétés du strabisme. L'opérateur engage le malade à porter l'œil en haut et procède ensuite à l'opération.

Il nous reste à dire un mot du strabisme horrible *(strabismus horrendus)*, celui dans lequel un œil regarde en haut pendant que l'autre est dirigé en bas. Comme on le voit, cette affection est une combinaison des deux variétés précédentes ; elle est très-rare et réclame une double opération.

— · —

EXPLICATION

De la Planche deuxième.

———◄◆►———

———◄◆►———

SECONDE PARTIE.

CHAPITRE PREMIER.

CONSIDÉRATIONS

ANATOMIQUES ET PHYSIOLOGIQUES.

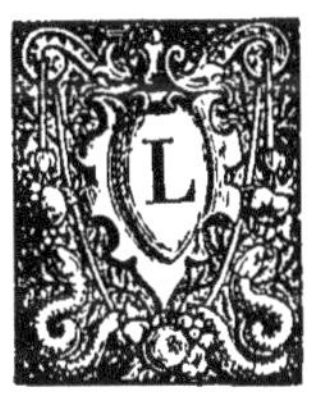

A langue est un organe charnu qui est ren—
fermé dans la bouche. Sa face supérieure
répond à la voûte du palais, et offre dans
son milieu un sillon que l'on nomme ligne
médiane de la langue. Sa face inférieure
offre aussi à sa partie moyenne un sillon, mais plus
profond, qui sépare deux saillies sur lesquelles on voit
un repli muqueux frangé. En dedans de ce pli, on
voit une ligne bleuâtre qui indique le trajet de la
veine ranine. En arrière, ce sillon donne attache à un
repli muqueux de forme triangulaire que l'on nomme

filet ou frein de la langue. Ses deux faces et son bord antérieur sont libres, son bord supérieur s'attache à la langue sur le trajet du sillon, et son bord inférieur va se confondre avec la paroi inférieure de la bouche.

Les muscles qui concourent à former la langue sont : le stylo-glosse, l'hyo-glosse, le génio-glosse et le lingual.

Le muscle stylo-glosse est situé sur les parties latérales et supérieures du cou. Il se fixe postérieurement à l'apophyse-styloïde et au ligament stylo-maxillaire, de là il se dirige obliquement en bas, en avant et en dedans, et se perd sur les côtés de la langue. Il porte la langue en haut, en arrière et de côté, quand il agit seul ; mais s'il se contracte avec celui de l'autre côté, la langue est dirigée directement en haut et en arrière.

Le muscle hyo-glosse est situé à la partie antérieure et supérieure du cou. Il est mince, aplati et de forme quadrilataire. Il s'attache inférieurement au corps, à la grande et la petite corne de l'os hyoïde, et va se perdre à la partie inférieure et latérale de la langue. Il abaisse la base de la langue ; quand il agit seul, il incline la langue de son côté.

Le muscle génio-glosse est situé entre la langue et l'os maxillaire inférieur. Il est large, de forme triangulaire et à fibres rayonnées. Il se fixe antérieurement par un petit tendon au tubercule supérieur de l'apophyse géni, et postérieurement à la partie inférieure de la langue et à l'os hyoïde. Il porte la langue en avant et la fait sortir de la bouche par la contraction de ses fibres inférieures ; il la tire en arrière par l'action de celles qui sont supérieures.

Le muscle lingual est situé entre les muscles hyo-glosse
et stylo-glosse en dehors, et le génio-glosse en dedans.
Il s'étend de la base à la pointe de la langue et se trouve
confondu avec les autres muscles de cet organe. Il raccourcit la langue et abaisse sa pointe.

Les nerfs de la langue sont l'hypo-glosse, le glosse
pharyngien et la branche linguale du nerf maxillaire inférieur. Les deux premiers se distribuent surtout aux
muscles, et le troisième se divise en une infinité de ra-
meaux qui concourent à former les papilles de la langue.

La langue exécute une infinité de mouvements avec la
plus grande célérité. Elle est l'organe spécial du goût,
mais elle sert aussi à l'articulation des mots conjointement
avec les autres parties de la bouche. Elle agit encore dans
la préhension des aliments, dans la mastication, la dé-
glutition et l'expuition des crachats. Elle est enfin un
agent très-important dans l'introduction de l'air dans les
poumons.

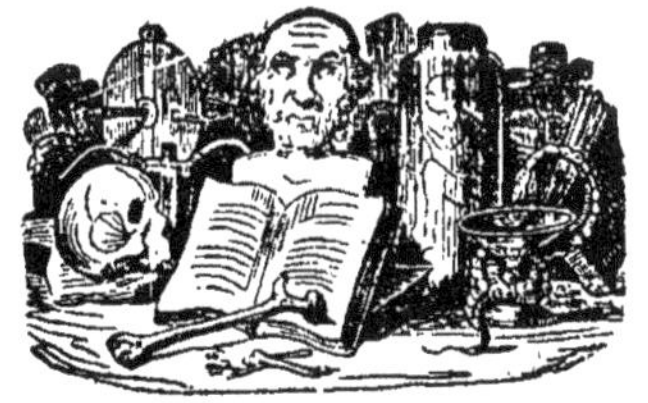

EXPLICATION

De la Planche troisième.

Figure Ire. Coupe de l'os maxillaire faite du côté droit, afin de faire voir les muscles stylo-glosse, hyo-glosse et génio-glosse.

N° 1. Os maxillaire supérieur. 2. Portion de la branche droite de l'os maxillaire inférieur. 3. Même os scié au niveau de la symphyse du menton. 4. Os hyoïde. 5. Fibres rayonnées du muscle génio-glosse. 6. Insertion du muscle précédent au tubercule supérieur de l'apophyse géni. 7. Muscle génio-hyoïdien. 8. Insertion du muscle précédent au tubercule inférieur de l'apophyse géni. 9. Attache du même muscle au corps de l'os hyoïde. 10. Langue. 11. Muscle hyo-glosse. 12. Insertion du muscle précédent au corps de l'os hyoïde. 13. Terminaison du même muscle sur les parties latérales de la langue. 14. Apophyse styloïde. 15. Ligament stylo-maxillaire. 16. Insertion du muscle stylo-glosse à l'apophyse styloïde et au ligament stylo-maxillaire. 17. Terminaison du même muscle sur les parties latérales de la base de la langue.

Figure II. Coupe du même os, afin de faire voir entièrement le muscle génio-glosse.

N° 1. Portion de l'os temporal. 2. Apophyse styloïde. 3. Branche gauche de l'os maxillaire inférieur. 4. Portion de la branche droite du même os. 5. Coupe du même os à sa partie moyenne. 6. Langue. 7. Muscle génio-glosse. 8. Muscle hyo-glosse renversé. 9. Muscle stylo-glosse. 10. Ligament stylo-maxillaire.

CHAPITRE SECOND.

DU BÉGAIEMENT.

Le bégaiement, de ψελλίζω, *balbuties, linguæ hœsitantiæ,* consiste dans la difficulté plus ou moins grande d'articuler certaines syllabes. D'après M. Colombat, le bégaiement est une affection nerveuse dont le caractère principal est la répétition par saccades et secousses convulsives d'un plus ou moins grand nombre de syllabes, ou la suspension momentanée de la voix devant certaines voyelles ou consonnes qui exigent quelques efforts des organes phonateurs.

Certains bègues n'hésitent pas seulement dans l'articulation franche des différents sons isolés, mais ce vice, comme l'a remarqué M. Itard, s'étend encore aux rapports mutuels de ces mêmes sons. Telle syllabe qu'ils prononcent facilement, si elle est précédée d'une autre qui laisse la langue dans une situation favorable, offre moins de facilité,

si elle vient à la suite de quelqu'autre qui ne présente pas
cet avantage, ou si elle forme le commencement d'un mot
ou d'une phrase. Il arrive aussi qu'une consonne est plus
fortement bégayée, si elle se trouve liée avec telle voyelle
plutôt qu'avec telle autre ; ainsi les bègues prononcent
mieux le C suivi de l'O, que le C suivi de l'A.

Il résulte de là que la difficulté syllabique dépend de
l'espèce de syllabe qui la précède ou l'accompagne.

Selon Rullier, le bégaiement a particulièrement lieu
dans l'articulation des consonnes G, K, L, T; mais ce
vice peut s'étendre à un plus grand nombre de consonnes
et porter son influence jusque sur les sons primitifs qui,
momentanément suspendus, paraissent comme étranglés
dans le larynx lui-même.

Le bégaiement présente une infinité de nuances d'intensité et de caractère. Il constitue quelquefois une infirmité grave, mais le plus souvent il est peu sensible. Il
n'est pas toujours continu, il subit parfois des intermit-
tences assez longues sans qu'il se manifeste la moindre
hésitation dans la parole.

Une foule de circonstances influent sur le bégaiement :
tel bègue hésite en présence de plusieurs personnes, tel
autre au contraire maîtrise son infirmité. La timidité, le
respect, l'embarras aggravent tellement l'état des bègues,
qu'ils demeurent souvent comme muets ; au contraire, la
confiance, l'amitié leur donnent de l'assurance. Les affections vives font quelquefois cesser le bégaiement d'une
manière subite.

Pendant longtemps on a été réduit à des hypothèses sur
les causes et la nature du bégaiement. Les uns le rappor-

taient au volume trop considérable de la langue, au raccour-
cissement de son filet, à la division de la luette. Les autres
le faisaient résulter du mode d'implantation des dents
incisives inférieures, d'une altération organique du cerveau. D'autres enfin, l'attribuaient à la débilité ou à une
modification quelconque des muscles de la langue.

Mais aucune de ces circonstances ne peut être envisagée
comme une cause véritable du bégaiement, attendu que
la plupart des bègues ne présentent aucune trace des
lésions dont il vient d'être question.

Il faut arriver jusqu'à madame Leigh, de New-York,
pour avoir du bégaiement une explication satisfaisante.
Cette dame remarqua que lorsqu'un bègue hésite, sa
langue est placée dans le bas de la bouche au lieu d'être
appliquée contre le palais, position la plus ordinaire chez
ceux qui parlent sans hésiter. Elle comprit dès lors que
le bégaiement pourrait guérir en prescrivant de relever
la pointe de la langue et de l'appliquer contre le palais.
Elle entreprit un traitement qui réussit complétement,
et depuis elle fonda un institut d'où sont sortis guéris
plus de deux cents bègues. Voulant propager sa découverte, elle en confia le secret à M. Malbouche qui l'im-
porta en France et la perfectionna en faisant appliquer
la totalité de la langue contre le palais. Selon M. Colombat, le bégaiement est une affection nerveuse et spas-
modique. Pour le combattre, il a recours à trois moyens
principaux qui consistent : 1º à porter la pointe de la
langue en haut et en arrière de la voûte palatine ; 2º à
faire une forte inspiration au commencement de chaque
phrase et à la rencontre des mots difficiles à prononcer ;

5° enfin à marquer la mesure en parlant. Par cette méthode, M. Colombat a obtenu de brillants succès.

Nous ne passerons pas sous silence une autre méthode de traitement, employée avec succès par M. Serres, d'Alais. Elle consiste, quand le bégaiement est léger, à prononcer brusquement et avec force toutes les syllabes, en prolongeant, autant que possible, les mouvements destinés à l'émission et à l'articulation des sons, et, quand le bégaiement est considérable, à associer à ces mêmes mouvements de la langue, des lèvres et du larynx, ceux des bras en les poussant fortement en avant à chaque émission de son.

Nous ne dirons rien des autres moyens curatifs proposés et employés par différents médecins, nous constaterons seulement qu'ils consistent tous à entraver ou modérer les mouvements tumultueux ou embarrassés des organes de la parole, tantôt par des moyens physiques, tantôt par des moyens intellectuels.

Aujourd'hui l'étiologie du bégaiement est mieux connue. On sait que dans la majorité des cas, il dépend d'un état particulier d'un ou de plusieurs des muscles destinés à mouvoir la langue. Cet état consiste dans la rétraction d'un ou de plusieurs de ces mêmes muscles. Le plus souvent les bègues ne peuvent sortir la langue de la bouche et l'appliquer contre le palais, de là l'indication de faire la section des muscles rétractés.

On s'abuserait étrangement, si l'on croyait que tous les cas de bégaiement sont susceptibles de guérir par une opération chirurgicale. Il en est de cette affection comme du strabisme ; elle est essentielle ou symptomatique. Dans le premier cas, si la rétraction n'est pas trop forte, les méthodes de MM. Colombat, Malbouche et autres, peuvent être mises en usage ; mais si la langue est retenue à la partie inférieure de la bouche, et que ses mouvements soient trop restreints, les méthodes indiquées sont impuissantes, et dès lors l'opération est indiquée. Mais si le bégaiement est symptomatique d'une autre affection, de maladies nerveuse, vermineuse ou choréïque, par exemple, il faut diriger les moyens curatifs contre la maladie primitive, et lorsque celle-ci a disparu, l'affection secondaire est guérie. Nous avons dernièrement donné des soins à deux enfants qui étaient devenus bègues, l'un sous l'influence de vers dans le tube intestinal, et l'autre d'une chorée à un très-haut degré. Hé bien, tous deux ont parfaitement guéri ; le premier au moyen des anthelmintiques, le second par les anti-spasmodiques.

Quelques chirurgiens, habitués à rejeter tout ce qui n'est pas leur œuvre, ou par esprit de controverse, soutiennent que le bégaiement ne tient point à un vice de conformation de la langue. Rien ne démontre, disent-ils, que cet organe soit plus court, dévié et d'inégale grosseur dans ses deux moitiés, chez les personnes affectées de ce vice de la parole. Cette théorie, selon eux, a été créée dans le seul intérêt de l'opération qu'on veut appliquer aujourd'hui. Nous ne chercherons pas à faire voir la fausseté d'un raisonnement semblable, qui se trouve anéanti par un grand nombre d'opérations qui ont eu un succès complet.

Dans le bégaiement par rétraction musculaire, la langue est plus courte que dans l'état normal, ou bien elle est

déviée à droite ou à gauche, et alors elle est plus volumí-
neuse du côté dévié que de l'autre ; de là, des indications
différentes pour l'opération.

Jusqu'à présent, l'on s'est contenté de couper un seul
ou les deux muscles génio-glosses, mais nous pensons
que les autres muscles qui composent la langue, peuvent
également se rétracter et déterminer le bégaiement.
Nous émettons cette opinion avec réserve et nous la sou-
mettons au creuset de l'expérience et de l'observation.

Il serait curieux de chercher si les muscles du côté
droit de la langue ne sont pas, comme dans le strabisme,
plus souvent déviés que du côté gauche.

Opération. — La personne affectée de bégaiement est
assise sur une chaise en face d'une croisée, la tête ap-
puyée contre la poitrine d'un aide. L'opérateur debout et
en face, place un morceau de liége entre les deux mâ-
choires, vers les premières dents molaires, afin d'empêcher le malade de fermer la bouche pendant l'opération.
Il lui ordonne ensuite de sortir la langue de la bouche,
et l'accroche à la partie inférieure de sa pointe avec une
érigne double à crochets assez écartés. Cela fait, il l'attire
en haut, et avec l'autre main il incise le filet au moyen
de ciseaux courbes sur le plat.

Après cette petite opération, il arrive quelquefois que
l'usage de la parole est recouvré entièrement ; il convient
alors de ne pas pousser l'opération plus loin, mais si le
bégaiement continue et que la langue paraisse toujours
rétractée, il faut diviser le muscle génio-glosse.

La langue relevée comme il vient d'être dit, le chirurgien armé d'un scalpel à pointe légèrement arrondie et

tranchant sur le dos, mais seulement vers la pointe, l'introduit derrière l'arcade dentaire inférieure, l'enfonce presque perpendiculairement au plancher de la bouche, derrière les deux dents incisives du côté à opérer, presqu'en rasant l'os, jusqu'à ce qu'il soit arrivé sur l'insertion du muscle à l'apophyse géni supérieure. Il fait la section du muscle, et, si son congénère doit être aussi coupé, par un mouvement de va et vient et sans désemparer, il peut facilement achever l'opération sans retourner l'instrument puisqu'il est bitranchant.

La psellotomie est quelquefois suivie d'une hémorragie ; on remédie facilement à cet accident par des fomentations d'eau froide et légèrement astringente. Il est extrêmement important d'empêcher la cicatrisation immédiate de la plaie ; l'état premier reparaîtrait infailliblement. Pour atteindre ce but, on y enfonce une boulette de charpie que l'on renouvelle matin et soir. Il se forme par ce moyen un nouveau tissu qui empêche le retour du mal. Il survient ordinairement de l'inflammation dans les parties environnantes, mais elle disparaît en quelques jours, par un traitement anti-phlogistique.

Nous ne terminerons pas cet écrit, sans dire que nous avons opéré avec succès, il y a quelques jours, une demoiselle nommée Marguerite Tailleur, affectée d'un bégaiement très-intense. Cette opération a été faite par nous avec l'assistance de MM. Marchal, docteur en médecine, et Couty.

POSTFACE.

Nous aurions désiré donner plus d'étendue à ce travail, mais des circonstances indépendantes de nous, nous en ont empêché. Nous pensons néanmoins avoir atteint le but que nous nous sommes proposé, et nous espérons que le monde médical comme le public puiseront dans ce travail des renseignements utiles.

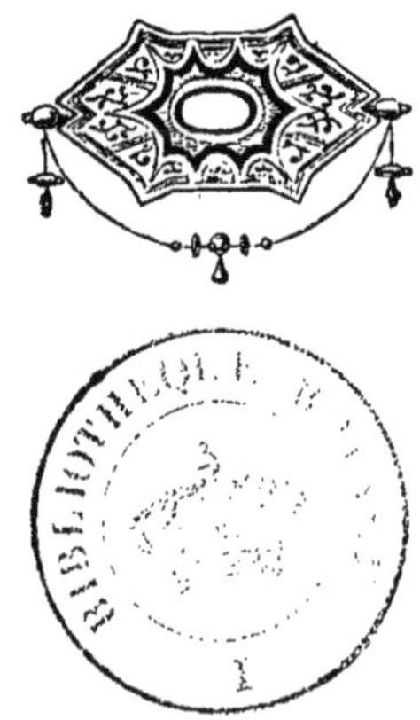

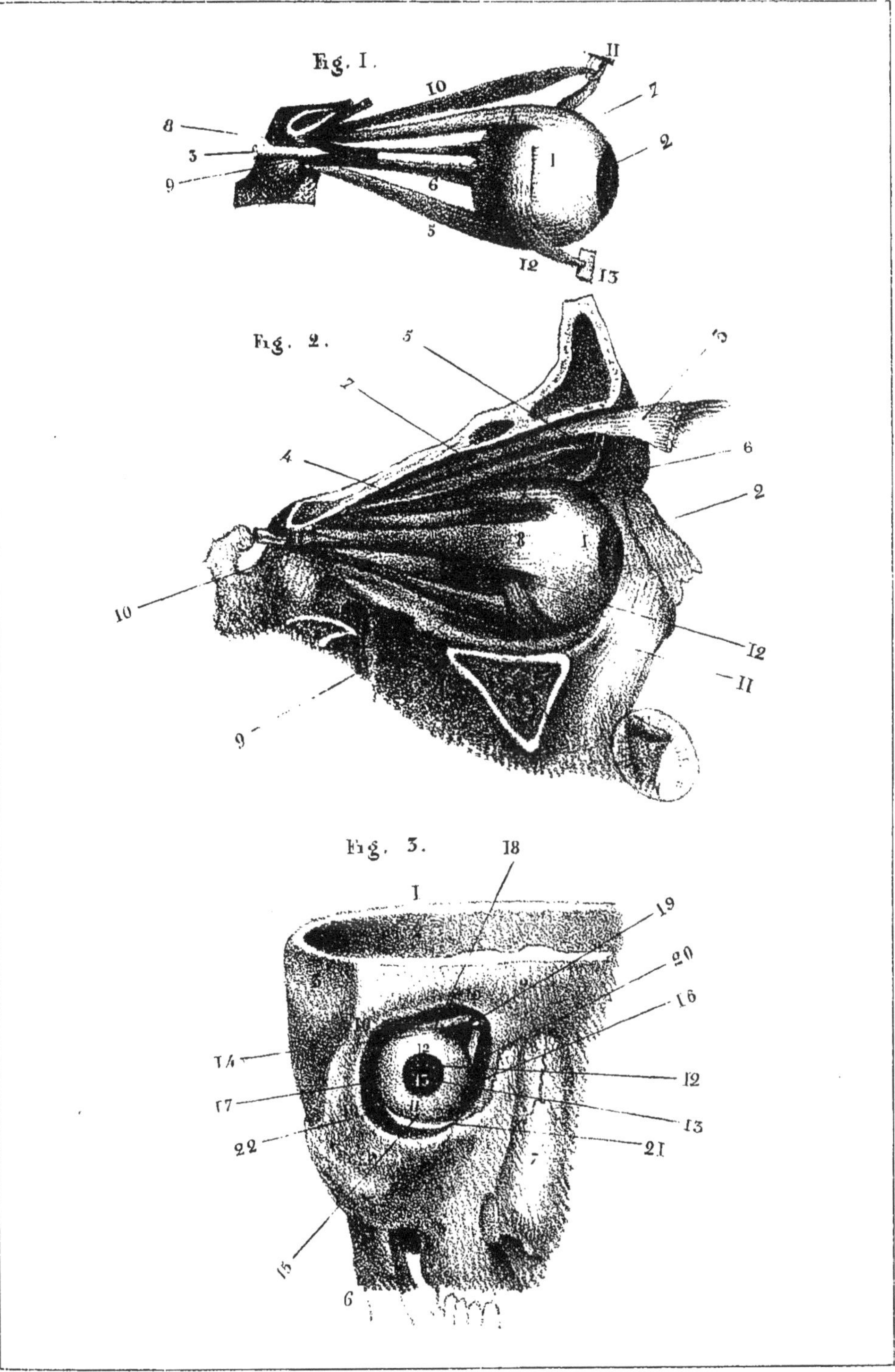
Fig. 1.
8
3
9
10
11
7
2
1
6
5
12
13
Fig. 2.
5
3
7
4
6
2
10
12
11
9
Fig. 3.
18
19
1
20
16
14
12
17
13
22
21
15
6

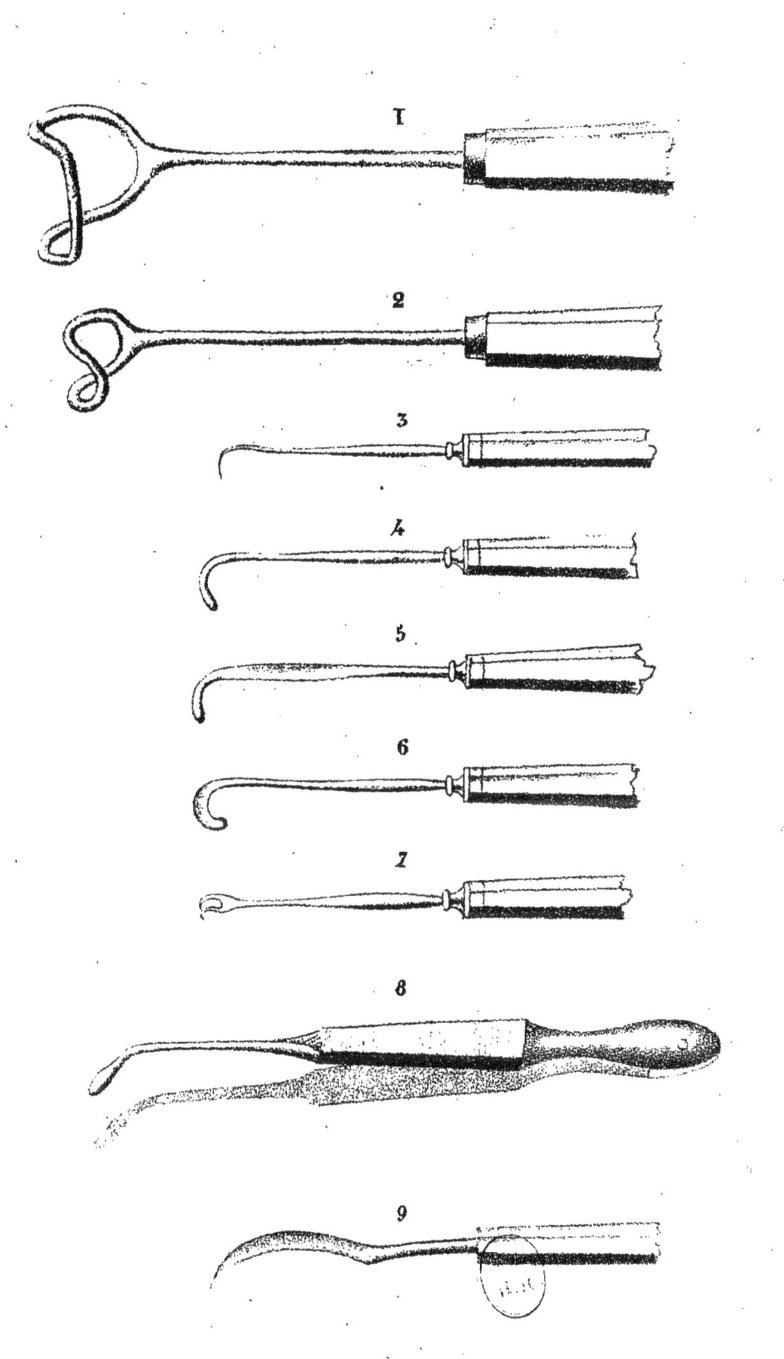

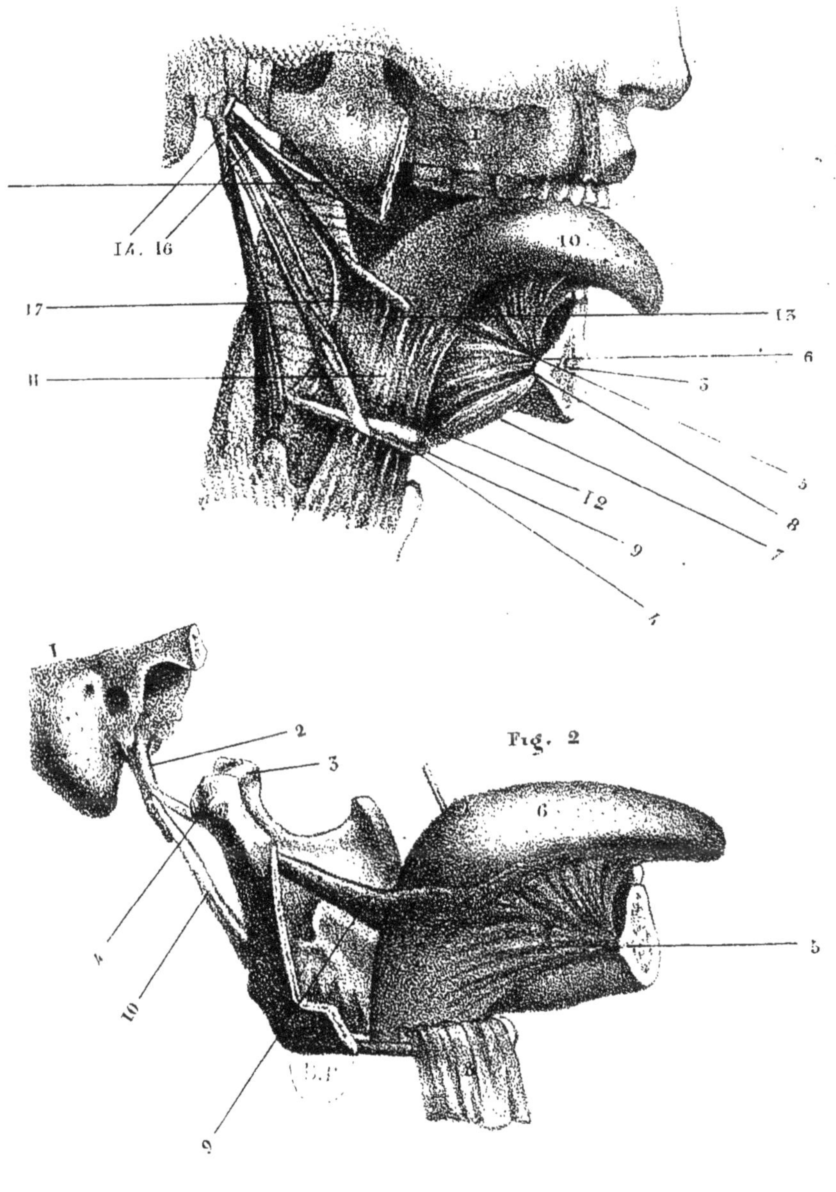

Fig. 1
15
14. 16
17
11
13
6
5
3
8
7
9
12
4
10
1
I
2
3
Fig. 2
6
4
10
5
9

www.ingramcontent.com/pod-product-compliance
Ingram Content Group UK Ltd.
Pitfield, Milton Keynes, MK11 3LW, UK
UKHW021703130726
13696UKWH00004B/1633